SOVRAPPESO?
NO PROBLEM!

Consigli per una Vita Sana e Perdita di Peso Senza Stress

ANDREA SCARSI

DEDICATO

A Chi Vuole Raggiungere e Mantenere il Risultato

INDICE

ANDREA SCARSI

RICONOSCIMENTI

Ringrazio il mio coach del benessere per avermi informato, incitato e accompagnato a raggiungere il mio peso ideale e insegnato a fare lo stesso.

PRESENTAZIONE

Ne hai abbastanza di lottare contro il sovrappeso? Non preoccuparti, hai preso la decisione giusta aprendo questo libro! Ti offre una guida pratica e motivante per trasformare la tua vita una volta per sempre.

Perdere peso deve essere facile e piacevole. La chiave per una perdita di peso efficace e duratura è adottare un approccio sano, bilanciato e soprattutto intelligente. Questo libro ti insegna come fare scelte alimentari consapevoli e integrare l'attività fisica nella tua routine quotidiana.

Una vita sana non significa privarti di tutto ciò che ami mangiare, al contrario. Imparerai a conoscere gli alimenti che ti aiutano a bruciare i grassi e sentire sazietà più a lungo. Ti darò ricette gustose e salutari che renderanno il tuo percorso di perdita di peso un successo.

Ma la perdita di peso non riguarda solo l'alimentazione. È importante anche prendersi cura del tuo benessere mentale ed emotivo. Condividerò con te consigli pratici per gestire lo stress e mantenere una mentalità positiva durante il tuo percorso di trasformazione.

Affrontare il sovrappeso non è facile, ma con il giusto approccio e il sostegno adeguato, puoi raggiungere i tuoi obiettivi e mantenerli per tutta la vita. Questo libro ti offre un programma completo per aiutarti a modellare e tonificare il tuo corpo e raggiungere il peso desiderato in modo sano e sostenibile. E soprattutto, mantenere il risultato per sempre.

Non rimandare più il tuo benessere. Prendi in mano il tuo destino e inizia il tuo viaggio verso una vita sana e la perdita di peso rilassata. Sono qui per guidarti e supportarti lungo il percorso. È il momento di dire addio al sovrappeso e abbracciare un nuovo stile di vita che ti farà sentire felice, in buona salute e col pieno di energia!

Non perdere altro tempo, prendi il controllo della tua vita oggi stesso!

NOTA DELL'AUTORE

L'Autore, ha cercato di essere il più preciso e completo possibile nella creazione di questo libro. Nonostante ciò, comunque, afferma che i contenuti in esso espressi sono unicamente il frutto della propria conoscenza, esperienza e comprensione e non garantisce né dichiara in alcun momento che questi siano assoluti e inequivocabili.

Non si assume, pertanto, alcuna responsabilità per errori, omissioni, diversa interpretazione o sperimentazione del tema sviluppato nel presente documento. I lettori e le lettrici sono invitati e invitate a rispondere col proprio giudizio ad ogni singola circostanza e agire di conseguenza.

Nel caso siano rilevati riferimenti a persone specifiche, popoli od organizzazioni, questi sono genuinamente involontari.

Questo libro non pretende di proporsi come fonte professionale autorizzata medica, dietologica, psicologica, religiosa, legale, commerciale, contabile o finanziaria. I lettori e le lettrici sono invitati e invitate a cercare i servizi professionali competenti in tutti i settori succitati.

Buona lettura.

andrea.scarsi@gmail.com

INTRODUZIONE

L'importanza di uno stile di vita sano

Vivere uno stile di vita sano è fondamentale per il tuo benessere generale e la perdita di peso. Se soffri di sovrappeso, adottare abitudini salutari è ancora più importante. In questa sottosezione, esploriamo l'importanza di uno stile di vita sano e quali sono i consigli pratici per raggiungere una vita più sana e la perdita di peso facile e rilassata.

Un modo fondamentale per perseguire la perdita di peso e migliorare la salute è attraverso un'alimentazione equilibrata. Una dieta ricca di nutrienti derivati da frutta, verdura, cereali integrali, proteine magre e supplementi fornisce al corpo tutti i nutrienti essenziali di cui ha bisogno. Evitare cibi ad alto contenuto di zuccheri, grassi saturi e sale, aiuta a ridurre il rischio di malattie croniche e promuovere la perdita di peso.

Oltre a una corretta alimentazione, l'esercizio fisico regolare è un elemento chiave per uno stile di vita sano. L'attività fisica non solo aiuta a bruciare calorie e a raggiungere un peso sano, ma migliora anche la resistenza, la forza muscolare e il benessere mentale. Camminare, correre, nuotare o praticare yoga: scegli l'attività che ti piace di più e rendila parte integrante della tua routine quotidiana.

Ma mantenere uno stile di vita sano non riguarda solo la dieta e l'esercizio fisico. Equilibrare il sonno, ridurre lo stress e limitare l'uso di sostanze nocive come il fumo e l'alcol sono altrettanto importanti. Un sonno di qualità favorisce la perdita di peso, mentre lo stress cronico può portare a scelte alimentari scorrette e a uno stallo nel processo di dimagrimento.

Infine, il supporto di un coach del benessere professionista qualificato, quale sono io, è un vantaggio significativo nella tua ricerca di uno stile di vita sano. In quanto esperto ti fornisco consigli personalizzati, motivazione e monitoraggio per aiutarti a raggiungere i tuoi obiettivi di perdita di peso in modo sicuro ed efficace.

In conclusione, adottare uno stile di vita sano è essenziale per chi che desidera perdere peso e migliorare il proprio benessere generale. Attraverso una corretta alimentazione, l'esercizio fisico regolare e l'equilibrio di sonno e stress, puoi trasformare il tuo corpo e la tua mente. Ricorda che ogni piccolo passo verso una vita più sana conta e ti avvicina al tuo obiettivo.

Obiettivi del libro.

Questo libro offre una guida completa e pratica a chi desidera raggiungere uno stile di vita sano e perdere peso in modo efficace, senza affrontare lo stress e la frustrazione tipici di molte diete e programmi dimagranti.

L'obiettivo principale è fornire consigli pratici e realistici per raggiungere il peso ideale in modo sostenibile nel lungo termine. Spesso, quando si parla di perdita di peso, si tende a concentrarsi solo sulla riduzione delle calorie e sull'aumento dell'attività fisica. Tuttavia, questo approccio può essere poco realistico e difficile da mantenere nel tempo.

Con questo libro, intendo sottolineare l'importanza di adottare uno stile di vita sano, che includa una dieta equilibrata, l'esercizio fisico regolare e una buona gestione dello stress.

La perdita di peso non dovrebbe essere solo un obiettivo a breve termine, ma piuttosto un cambiamento di mentalità e di abitudini che ci accompagna per tutta la vita.

Inoltre, voglio sfatare alcuni miti comuni sulla perdita di peso e aiutarti a comprendere che non esistono soluzioni miracolose o diete drastiche che portino a risultati duraturi. Al contrario, promuovo l'idea di fare scelte alimentari consapevoli, imparare a gestire le emozioni legate al cibo e adottare uno stile di vita attivo e bilanciato.

Con consigli pratici, suggerimenti per la preparazione dei pasti, strategie per mantenere la motivazione e l'importanza di un buon supporto sociale, mi propongo di accompagnarti a raggiungere i tuoi obiettivi di perdita di peso in modo sano, sostenibile e senza stress.

"Sovrappeso? No Problem! Consigli per una Vita Sana e la Perdita di Peso senza Stress" è il tuo compagno ideale se desideri intraprendere un percorso verso uno stile di vita sano, eliminando il sovrappeso in modo graduale e duraturo.

COMPRENDI IL SOVRAPPESO

Definizione di sovrappeso

Il sovrappeso è una condizione in cui una persona accumula un eccesso di peso rispetto a quanto considerato sano per la sua altezza, età e costituzione fisica. È importante sottolineare che il sovrappeso non è solo una questione estetica, ma può comportare seri rischi per la salute.

Per determinare se si è in sovrappeso, si utilizza l'indice di massa corporea (IMC), che tiene conto del rapporto tra il peso e l'altezza. Un IMC superiore a 25 è considerato sovrappeso, mentre un valore superiore a 30 indica l'obesità. (Vedi fine capitolo).

Le cause del sovrappeso possono variare e includono una combinazione di fattori genetici, metabolici, comportamentali ed ambientali. Una dieta sbilanciata ricca di cibi ad alto contenuto calorico e povera di nutrienti essenziali, unita ad un'attività fisica insufficiente, contribuisce all'aumento di peso. Alcuni farmaci, problemi ormonali e disturbi psicologici come l'ansia e la depressione possono anche influire sull'accumulo di peso.

È importante sottolineare che il sovrappeso è una condizione che può essere affrontata e superata. Adottando uno stile di vita sano, che comprende una dieta equilibrata e varia, l'esercizio fisico regolare e il controllo dello stress, è possibile raggiungere una perdita di peso sana e duratura, serenamente e facilmente.

La perdita di peso non deve essere intesa come una soluzione temporanea, ma come un cambiamento di abitudini a lungo termine. È essenziale educarsi sulla corretta alimentazione e imparare a fare scelte consapevoli riguardo ai cibi che si consumano. L'inclusione di frutta, verdura, cereali integrali, proteine magre, supplementi e adeguata idratazione nella propria dieta favorisce la perdita di peso e migliora la salute complessiva.

Inoltre, l'attività fisica non solo aiuta a bruciare calorie, ma anche a migliorare la resistenza, la forza e il benessere generale. Camminare, fare jogging, nuotare o praticare uno sport a piacere sono solo alcune delle opzioni disponibili per mantenersi in attività e raggiungere i propri obiettivi di perdita di peso.

Ricorda, il sovrappeso è un incentivo per adottare uno stile di vita sano e prenderti cura del tuo corpo e non deve essere motivo di scoraggiamento. Con determinazione, impegno e il giusto supporto, puoi raggiungere la perdita di peso senza stress e con risultati duraturi.

Cause comuni del sovrappeso

Vediamo adesso le cause comuni del sovrappeso, che spesso sono la radice dei nostri problemi di peso.

Una delle principali cause del sovrappeso è l'eccessivo consumo di cibi ad alto contenuto calorico e poveri di nutrienti. La nostra dieta moderna è spesso ricca di cibi processati, zuccheri raffinati e grassi saturi, che contribuiscono all'aumento di peso. È importante che tu presti attenzione a ciò che mangi e includa nella tua alimentazione cibi freschi, nutrienti e ricchi di fibre, e prodotti di integrazione.

Un'altra causa comune del sovrappeso è la mancanza di attività fisica. La sedentarietà è diventata una caratteristica della nostra società moderna, con molte persone che trascorrono ore sedute davanti a un computer o alla televisione. L'assenza di movimento e attività fisica regolare rallenta il metabolismo e favorisce l'accumulo di grasso corporeo.

Lo stress è un altro fattore importante da considerare quando si tratta di sovrappeso. Lo stress cronico influisce sui nostri livelli di cortisolo, l'ormone dello stress, che porta a un aumento della fame e al desiderio di cibi ad alto contenuto calorico. È fondamentale gestire lo stress attraverso tecniche di rilassamento, come lo yoga e la meditazione, per evitare di ricorrere al cibo come meccanismo di compensazione emotiva.

Infine, la mancanza di sonno adeguato è un altro fattore contribuente al sovrappeso. La privazione del sonno influenza negativamente gli ormoni che regolano l'appetito, portando a una maggiore sensazione di fame e a una minore sensazione di sazietà. È importante dormire almeno 7-8 ore a notte per favorire un equilibrio ormonale adeguato.

Riconoscere queste cause comuni del sovrappeso è il primo passo per affrontare il problema. Sono necessari cambiamenti nel tuo stile di vita, come una dieta equilibrata, l'esercizio fisico regolare, la gestione dello stress e il riposo sufficiente, per raggiungere una vita sana e la perdita di peso desiderata.

Effetti negativi sul benessere

L'eccesso di peso comporta una serie di effetti negativi sul benessere generale e sulla salute. È importante comprendere i rischi associati al sovrappeso al fine di prendere consapevolmente decisioni mirate alla perdita di peso e al raggiungimento di uno stile di vita sano.

Uno dei principali effetti negativi del sovrappeso è l'aumento del rischio di sviluppare malattie croniche come il diabete di tipo 2, malattie cardiache e ipertensione. Il tessuto adiposo in eccesso produce una serie di sostanze infiammatorie che danneggiano gli organi vitali e compromettono il loro corretto funzionamento. Inoltre, l'eccesso di peso aumenta il carico sulle articolazioni, causando problemi come l'artrosi e il dolore cronico.

Il sovrappeso influisce anche negativamente sulla salute mentale e sull'autostima. Le persone con problemi di peso spesso sperimentano discriminazione sociale e ostracismo, il che porta a problemi di autostima, depressione e ansia. Inoltre, l'eccesso di peso limita la mobilità e l'autonomia, limitando le opportunità di partecipare a determinate attività e influenzando la qualità complessiva della vita.

Per combattere questi effetti negativi sul benessere, è fondamentale adottare un approccio olistico alla perdita di peso e al mantenimento di uno stile di vita sano. Ciò implica una combinazione di una dieta equilibrata e varia, attività fisica regolare e un'adeguata gestione dello stress. È importante farsi accompagnare da un/a coach professionista della salute per ottenere consigli personalizzati e supporto nel raggiungimento degli obiettivi di perdita di peso. Inoltre, è cruciale sviluppare una mentalità positiva e auto-compassionevole, ricordando che il benessere non è solo una questione di peso, ma di equilibrio generale tra corpo e mente.

Ricorda, il raggiungimento di uno stile di vita sano e la perdita di peso richiedono tempo e impegno, ma i benefici per il benessere e la salute sono inestimabili. Prenditi cura di te e fai scelte consapevoli per vivere una vita piena di energia e vitalità.

Come calcolare l'Indice di Massa Corporea: dividi il tuo peso per il quadrato della tua altezza. Es: 80kg: (1,70x1,70)=47,05.

IL NOSTRO CORPO: IMC

Indice Massa Corpora IMC	STATO FISICO	RISCHI E PATOLOGIE SVILLUPABILI
Meno di 18.0	SOTTOPESO DI 2° GRADO	Denutrizione, debilitazione, Anoressia, Bulimia, Osteoporosi, Stanchezza cronica, Apatia, ecc.
18.1 - 18.4	SOTTOPESO DI 1° GRADO	Disturbi Digestivi, Debilitazione, Affaticamento cronico, Stress, Ansia, Disfunzioni ormonali, Basse diffese immunitarie, ecc.
18.5 - 22 donna 22 - 24.7 uomo	PESO NORMA	Stato di normalita, Buon livello di energia, Vitalita, Resistenza alle malattie, Buona condizione fisica, Freschezza mentale, ecc.
24.8 - 27.0	SOVRAPPESO	Affaticamento cronico, Problemi digestivi, Problemi intestinali, Problemi circolatori, Varici, ecc.
27.1 - 30.0	OBESITA DI 1° GRADO	Diabete, Ipertensione, Problemi cardiovascolari, Embolia, Problemi articolari, Ginocchia, Colonna vertebrale, Psicosi.
30.1 - 35.0	OBESITA DI 2° GRADO	Rischio elevato di Diabete, Cancro, Angina Pectoris, Infarto, Tromboflebiti, Embolia, Arteriosclerosi, ecc.
Piu di 35	OBESITA DI 3° GRADO	Rischio Massimo di Diabete, Cancro, Infarto, Ictus, Morte Prematura

PREPARATI AL CAMBIAMENTO

Accetta il tuo corpo

Il percorso verso una vita sana e la perdita di peso è complesso e pieno di sfide. Spesso, chi si trova in sovrappeso prova frustrazione, insoddisfazione e insicurezza riguardo al proprio corpo. Affrontiamo il tema dell'accettazione del proprio corpo, un aspetto fondamentale per intraprendere un percorso di cambiamento positivo.

Accettare il tuo corpo non significa rinunciare al desiderio di migliorare la tua salute e perdere peso, ma piuttosto abbracciare la consapevolezza che ogni corpo è unico e merita rispetto e cura. Il primo passo verso l'accettazione è smettere di confrontarsi con gli standard di bellezza irrealistici imposti dalla società e dai media. Ogni corpo ha una storia diversa e un metabolismo unico, quindi è importante che ti concentri sul tuo benessere anziché sul confronto con gli altri.

Un'altra chiave per accettare il tuo corpo è imparare a parlarti con gentilezza. Spesso, ci critichiamo duramente per il nostro aspetto fisico, creando un circolo vizioso di insicurezza e bassa autostima. Invece, impara ad amare e apprezzare il tuo corpo per ciò che è in questo momento, riconoscendo che ogni progresso compiuto verso uno stile di vita sano è un motivo di celebrazione.

Accettare il tuo corpo è un processo che richiede tempo e pazienza. È importante che tu ricordi che la perdita di peso e il raggiungimento di una vita sana non sono scopi in sé, ma piuttosto le conseguenze di un equilibrio tra una dieta nutriente e regolare attività fisica. Concentrati sulle piccole vittorie e sui progressi giornalieri; ti aiuterà a mantenere un atteggiamento positivo e motivato.

Infine, ricordati anche che accettare il tuo corpo, oltre ad un regalo che fai a te, è anche un esempio positivo che dai agli altri. Mostrando fiducia e accettazione per il tuo corpo, ispiri altri a fare lo stesso.

In conclusione, accettare il tuo corpo è un tassello fondamentale nella ricerca e attuazione di uno stile di vita sano e nella perdita di peso. Liberati dai giudizi negativi e abbraccia l'amore per te, riconoscendo che ogni corpo merita rispetto e cura e preparati ad intraprendere un percorso di cambiamento positivo e sostenibile.

La tua motivazione

La motivazione è la chiave per raggiungere qualsiasi obiettivo nella vita, compresa la perdita di peso. Quando si tratta di affrontare il sovrappeso, la motivazione diventa ancora più importante, poiché spesso ti trovi di fronte a sfide e ostacoli che possono farti desistere.

La prima cosa da capire è che la motivazione deve venire da dentro di te. Non puoi aspettare che qualcun altro ti dia la spinta necessaria per iniziare questo viaggio. Devi trovare quella scintilla interiore che ti spinge a voler cambiare, a voler raggiungere una migliore salute e un benessere generale.

Una delle migliori fonti di motivazione è l'immagine di te nel futuro. Visualizzati come vorresti essere, come vorresti sentirti. Immaginati con più energia, più fiducia in te e più soddisfazione nella vita. Questa immagine ti aiuterà a mantenere concentrazione e determinazione durante il percorso di perdita di peso.

Un altro modo per mantenere alta la motivazione è stabilire obiettivi realistici e raggiungibili. Soprattutto all'inizio, è importante fissare piccoli traguardi che puoi raggiungere facilmente. Questo ti darà un senso di realizzazione e ti spingerà a continuare ad andare avanti.

Inoltre, è fondamentale che tu trovi un sistema di supporto. Trovare qualcuno o un gruppo di persone con cui condividere il tuo percorso è estremamente utile. Ti sosterranno quando avrai bisogno di incoraggiamento e ti aiuteranno ad affrontare le sfide che incontrerai lungo la strada.

Infine, ricordatei di premiarti. Ogni volta che raggiungi un obiettivo o superi una sfida, concediti una piccola ricompensa. Ciò ti darà un senso di gratificazione e motiverà a continuare con impegno la tua perdita di peso.

La motivazione per la perdita di peso è un fattore chiave per il successo. Trova ciò che ti spinge internamente, stabilisci obiettivi realistici, cerca supporto e premiati lungo il percorso. Con una forte motivazione, supererai qualsiasi sfida e raggiungerai i tuoi obiettivi di perdita di peso senza stress.

Crea un ambiente favorevole

Un fattore fondamentale per raggiungere uno stile di vita sano e perdere peso senza stress è crearti un ambiente favorevole. Spesso, siamo influenzati dall'ambiente circostante più di quanto immaginiamo. Quindi, è importante fare delle scelte consapevoli per rendere il tuo ambiente un alleato nella tua lotta contro il sovrappeso.

Comincia dalla cucina, il cuore della casa. È qui che prendi molte delle tue decisioni alimentari. Per creare un ambiente favorevole in cucina, inizia eliminando gli alimenti ad alto contenuto calorico e poco salutari. Sostituisci i cibi processati e ricchi di zuccheri con alternative più sane, come frutta fresca, verdure, proteine magre, cereali integrali e integrazione. Organizza il frigorifero e la dispensa in modo da avere sempre a portata di mano alimenti salutari. Inoltre, evita di fare la spesa a stomaco vuoto, così da evitare di riempire il carrello con cibi non necessari.

Oltre alla cucina, l'ambiente in cui vivi e lavori ha un impatto significativo sulla tua salute e perdita di peso. Rendi il tuo spazio confortevole e rilassante, in modo da ridurre lo stress e l'ansia, che spesso portano a scelte alimentari sbagliate. Crea uno spazio dedicato all'attività fisica, come una palestra casalinga o una stanza per lo yoga. Inoltre, riduci l'esposizione a cibi tentatori, come dolci e snack poco salutari, tenendoli fuori dalla vista e dalla portata.

Infine, coinvolgi anche le persone intorno a te nel tuo obiettivo di uno stile di vita sano. Condividi le tue intenzioni e chiedi il loro sostegno. Organizza attività all'aperto con amici e familiari, come passeggiate o picnic salutari. Insieme, puoi creare un ambiente favorevole che ti sostenga nel raggiungimento dei tuoi obiettivi di perdita di peso e vita sana.

Ricorda, creare un ambiente favorevole richiede tempo e impegno, ma i risultati sono sorprendenti. Prendi il controllo del tuo ambiente e sarai un passo più vicino al raggiungimento di uno stile di vita sano e al superamento del sovrappeso.

ALIMENTAZIONE SANA

Importanza di una dieta equilibrata

L'importanza di una dieta equilibrata non può essere sottolineata abbastanza quando si tratta di raggiungere e mantenere un peso ideale e uno stile di vita sano nel lungo termine. Per chi lotta con il sovrappeso, una dieta equilibrata diventa ancora più cruciale per ottenere i risultati desiderati senza stress.

Una dieta equilibrata fornisce al corpo tutti i nutrienti essenziali di cui ha bisogno per funzionare correttamente. Questi nutrienti includono carboidrati, proteine magre, grassi sani, vitamine e minerali. L'assunzione adeguata di ciascun nutriente è fondamentale per mantenere un equilibrio metabolico sano e favorire la perdita di peso.

Quando si parla di carboidrati, è importante scegliere quelli integrali come pane integrale, pasta integrale e cereali integrali. Questi carboidrati forniscono energia a lungo termine e mantengono il senso di sazietà più a lungo. Allo stesso tempo, è necessario ridurre l'assunzione di zuccheri raffinati e dolci, che possono causare picchi di zucchero nel sangue e portare ad aumenti di peso indesiderati.

Le proteine sono fondamentali per costruire e riparare i tessuti, nonché per mantenere i muscoli forti e sani. Alimenti come legumi, latticini a basso contenuto di grassi, uova, pesce e carne magra sono ottime fonti di proteine da integrare nella dieta quotidiana.

I grassi sani, come quelli presenti negli oli vegetali, nella frutta secca e negli avocado, sono essenziali per il corretto funzionamento del corpo. Questi grassi forniscono energia, aiutano ad assorbire le vitamine liposolubili e favoriscono la sazietà. Tuttavia, è importante consumarli con moderazione, in quanto sono pur sempre fonti caloriche.

Infine, una dieta equilibrata deve includere una varietà di frutta e verdura. Questi alimenti sono ricchi di vitamine, minerali e antiossidanti che supportano la salute generale e aiutano a mantenere il peso corporeo sotto controllo.

Ricorda, una dieta equilibrata è la chiave per il successo nel raggiungimento di un peso sano e nel mantenere uno stile di vita in buona salute nel lungo termine. Con l'aiuto di un coach del benessere professionista, crei un piano alimentare e di fitness personalizzato che si adatta alle tue esigenze specifiche.

Scelte alimentari consapevoli

Le scelte alimentari che fai ogni giorno influenzano profondamente la tua salute e il tuo peso corporeo. Per chi è in sovrappeso e desidera adottare uno stile di vita sano e perdere peso, è fondamentale fare scelte alimentari consapevoli.

La consapevolezza riguardo ai cibi che metti nel piatto è il primo passo verso una vita più sana. Devi imparare a leggere le etichette degli alimenti, comprendendo gli ingredienti e le informazioni nutrizionali. Questo ti aiuta a evitare cibi ad alto contenuto di grassi saturi, zuccheri aggiunti e sodio, che sono spesso responsabili dell'aumento di peso e di problemi di salute correlati.

Inoltre, devi dare la priorità a cibi freschi e non processati. Frutta, verdura, cereali integrali, proteine magre e latticini a basso contenuto di grassi devono essere parte integrante della tua alimentazione quotidiana. Questi alimenti forniscono importanti nutrienti, vitamine e minerali essenziali per il corpo, senza aggiungere un eccesso di calorie.

Un'altra scelta alimentare consapevole riguarda le dimensioni delle porzioni. Spesso tendiamo a mangiare più del necessario, senza rendercene conto. Impara a controllare le quantità di cibo che metti nel piatto, evitando di riempirlo eccessivamente. Puoi utilizzare piatti più piccoli e porzioni controllate per evitare di eccedere con le calorie e contemporaneamente ridurre gradualmente le dimensioni dello stomaco.

Infine, è importante che ti ricordi di bere a sufficienza. L'acqua è essenziale per il corretto funzionamento del corpo e aiuta a controllare la fame e la voglia di cibi calorici. Evita le bevande gassate, zuccherate e alcoliche, che sono solitamente piene di calorie vuote.

Fai scelte alimentari consapevoli; richiede impegno e disciplina, ma fanno la differenza nella tua salute e peso. Inizia oggi stesso a prendere decisioni informate riguardo ai cibi che mangi e trasforma la tua vita con uno stile più sano per raggiungere e mantenere i tuoi obiettivi di perdita di peso senza stress.

Pianifica i pasti

La pianificazione dei pasti gioca un ruolo fondamentale nel raggiungimento di uno stile di vita sano e nella perdita di peso. Spesso, quando siamo sovrappeso, tendiamo a mangiare in modo disorganizzato e improvvisato, senza considerare le reali esigenze del nostro corpo. Tuttavia, con una corretta pianificazione dei pasti, otteniamo risultati sorprendenti.

Una delle prime cose da fare è stabilire un piano settimanale dei pasti. Questo ti permette di avere un'idea chiara di ciò che mangerai e di organizzarti in anticipo. Prenditi del tempo per sederti e creare un menu bilanciato, che includa una varietà di cibi sani e nutrienti. Assicurati di includere frutta e verdura fresca, proteine magre, cereali integrali e grassi sani.

Una volta stabilito il menu settimanale, procedi con la lista della spesa. Questo ti aiuta a evitare acquisti impulsivi e mantenere una dieta più sana. Assicurati di includere tutti gli ingredienti necessari per preparare i pasti pianificati. Inoltre, fai la spesa dopo aver mangiato, per evitare la tentazione dei cibi poco salutari.

Quando prepari i pasti, cucina in quantità maggiori e conserva le porzioni extra per i pasti successivi. Questo ti fa risparmiare tempo e aiuta ad evitare di cadere nella tentazione di mangiare fuori o di optare per cibi pronti. Puoi utilizzare contenitori di plastica o sacchetti per conservare gli alimenti in frigorifero o freezer.

In conclusione, la pianificazione dei pasti è un passo fondamentale per raggiungere uno stile di vita sano e perdere peso senza stress. Prenditi del tempo per creare un piano settimanale dei pasti, fare la lista della spesa e cucinare in anticipo. Ricordati di includere cibi sani e nutrienti e di evitare gli acquisti impulsivi. Con una pianificazione adeguata, sei in grado di raggiungere i tuoi obiettivi di perdita di peso e goderti una vita più sana e felice.

Porzioni e controllo delle calorie

Chi lotta con il sovrappeso spesso si chiede quale sia il modo migliore per controllare le calorie e gestire le porzioni durante il percorso di perdita di peso. In realtà, il segreto risiede nel trovare un equilibrio tra ciò che si mangia, la qualità, e la quantità di cibo che si consuma.

Il controllo delle porzioni è fondamentale per raggiungere e mantenere un peso sano. Spesso, chi è in sovrappeso tende a mangiare porzioni più grandi di quelle necessarie, dovuto prevalentemente alle dimensioni dello stomaco, senza rendersi conto dell'eccesso di calorie che sta assumendo. È importante imparare a riconoscere le giuste quantità di cibo da consumare e a soddisfare il proprio appetito senza eccedere.

Un modo per controllare le porzioni è utilizzare stoviglie più piccole, come piatti e bicchieri di dimensioni ridotte. Questo trucco psicologico aiuta a provare sazietà anche con quantità minori di cibo. Inoltre, è consigliabile servire il cibo in porzioni predefinite anziché mangiare direttamente dalla confezione o dal piatto di portata. Questo ti permette di avere un controllo più preciso sulle quantità ed evitare di finire tutto il contenuto senza rendertene conto.

Oltre al controllo delle porzioni, è essenziale prestare attenzione alle calorie presenti negli alimenti. Leggere le etichette nutrizionali è un'ottima abitudine per comprendere la quantità di calorie presenti in un alimento e fare scelte più consapevoli. È importante imparare a riconoscere gli alimenti ad alto contenuto calorico e limitarne il consumo.

Un altro consiglio utile è di prestare attenzione alle bevande zuccherate che contengono un elevato numero di calorie vuote, non nutrienti, e non forniscono una sensazione di sazietà. Scegli bevande a basso contenuto calorico come acqua, tè, tisane o caffè senza zucchero che contribuiscono a ridurre l'apporto calorico complessivo.

Ricorda che il controllo delle porzioni e delle calorie non significa rinunciare al gusto o alla soddisfazione del cibo. Puoi creare piatti sani e gustosi utilizzando ingredienti freschi e ricchi di nutrienti, senza eccedere nelle quantità. Sperimenta con spezie e condimenti per aggiungere sapore ai tuoi pasti senza aumentare le calorie.

In conclusione, il controllo delle porzioni e delle calorie è un elemento chiave per il raggiungimento di una vita sana e il successo nella perdita di peso. Impara a gestire le quantità di cibo che consumi e a fare scelte consapevoli; fa la differenza nel raggiungimento dei tuoi obiettivi di salute e benessere.

ATTIVITÀ FISICA E MOVIMENTO

Benefici dell'esercizio fisico

L'esercizio fisico è un elemento fondamentale per una vita sana e la perdita di peso senza stress. Non solo ti aiuta a bruciare calorie, ma offre una serie di benefici per il tuo corpo e mente. Esploriamo i numerosi vantaggi che l'attività fisica regolare offre a chi è in sovrappeso e desidera adottare uno stile di vita più sano.

Uno dei principali benefici dell'esercizio fisico è la perdita di peso. L'attività fisica regolare, combinata a una dieta equilibrata, aiuta a bruciare le calorie in eccesso e a raggiungere gradualmente un peso corporeo sano. Inoltre, l'esercizio fisico aiuta a tonificare i muscoli, rendendo il corpo più snello e definito.

Oltre alla perdita di peso, l'attività fisica regolare offre una serie di altri vantaggi per la salute. Praticare sport o fare attività aerobica, come il nuoto o la corsa, migliora la circolazione sanguigna, riduce la pressione arteriosa e aumenta la resistenza cardiorespiratoria. Questo porta a una diminuzione del rischio di malattie cardiache, ictus e diabete.

L'esercizio fisico ha anche un impatto positivo sulla tua salute mentale. Durante l'attività fisica, il corpo rilascia endorfine, sostanze chimiche che migliorano l'umore e riducono lo stress. L'attività fisica regolare aiuta a combattere l'ansia, la depressione e a migliorare la qualità del sonno.

Inoltre, l'esercizio fisico contribuisce a migliorare la resistenza e forza muscolare, incrementando l'energia e attività nella vita di tutti i giorni. Ti senti più forte e capace durante le attività quotidiane, come salire le scale o portare la spesa.

In conclusione, l'esercizio fisico è un elemento imprescindibile per raggiungere uno stile di vita sano e la perdita di peso. Oltre a favorire la riduzione del peso corporeo, l'attività fisica regolare offre una serie di benefici per la tua salute generale, sia fisica che mentale. Quindi, inizia adesso ad inserire l'esercizio fisico nella tua routine quotidiana e goditi tutti i vantaggi che offre, consapevole che stai investendo nella tua salute presente e futura.

Tipi di attività fisica consigliati

Per raggiungere e mantenere una vita sana e perdere peso senza stress, è fondamentale incorporare l'attività fisica nella tua routine quotidiana. L'esercizio regolare non solo ti aiuterà a bruciare calorie, ma anche a migliorare la tua resistenza, forza e flessibilità. Ecco alcuni tipi di attività fisiche consigliate per chi è in sovrappeso e desidera adottare uno stile di vita sano e perdere peso.

1. Cammina. La camminata è un'attività fisica accessibile a chiunque e la puoi facilmente integrare nella tua routine quotidiana. Camminare per almeno 30 minuti al giorno ti aiuta a bruciare calorie, migliorare la circolazione sanguigna e ridurre lo stress.

2. Nuota. Il nuoto è un'attività fisica a basso impatto che coinvolge tutti i muscoli del corpo. È particolarmente adatta per chi è in sovrappeso, poiché l'acqua sostiene il peso corporeo, riducendo lo stress sulle articolazioni.

3. Va in bicicletta. Andare in bicicletta è un modo divertente per bruciare calorie e migliorare la tua forma fisica. Puoi pedalare all'aperto, godendoti la natura, o utilizzare una cyclette

stazionaria a casa tua.

4. Pratica lo yoga. Lo yoga è un'attività fisica che combina movimenti fluidi, respirazione consapevole, equilibrio e meditazione. È un'opzione ideale per chi desidera migliorare la flessibilità, ridurre lo stress e tonificare i muscoli.

5. Allenati con i pesi. L'allenamento con i pesi è un'eccellente attività per costruire muscoli e accelerare il tuo metabolismo. Inizia con pesi leggeri o utilizzare la tua stessa resistenza corporea per iniziare, con flessioni e piegamenti.

Ricordati, prima di iniziare qualsiasi tipo di attività fisica, di consultarti con medico di famiglia e professionista di fitness per assicurarsi che sia sicuro per te. Inoltre, inizia gradualmente e aumenta l'intensità man mano che ti senti più a tuo agio.

Ricorda che l'attività fisica deve essere un modo per prenderti cura del tuo corpo e della tua salute e non un peso. Scegli gli esercizi che ti piacciono di più e che si adattano al tuo stile di vita, in modo da rendere il processo di perdita di peso e mantenimento del peso forma piacevole e sostenibile nel tempo.

Crea una routine di allenamento

Chi lotta con il sovrappeso spesso si sente sopraffare quando si tratta di iniziare un programma di allenamento. La paura di non essere all'altezza o di non avere abbastanza tempo sono dei veri ostacoli. Tuttavia, creare una routine di allenamento è più semplice di quanto si pensi.

Il primo passo importante è fissare degli obiettivi realistici. Chiediti cosa vuoi raggiungere con il tuo allenamento. Vuoi perdere peso? Vuoi migliorare la tua resistenza? O forse vuoi semplicemente sentire più energia e forma? Quando hai chiaro il tuo obiettivo principale, allora puoi pianificare il tuo allenamento.

La regolarità è fondamentale per ottenere risultati duraturi. Dedica almeno tre o quattro giorni alla settimana all'attività fisica. Inizia con brevi sessioni di allenamento, ad esempio 30 minuti, e poi aumenta gradualmente il tempo man mano che ti senti più a tuo agio.

Scegli un'attività che ti piace e si adatta alle tue esigenze. Opta per una camminata veloce, una corsa leggera, una sessione di nuoto o una lezione di aerobica. L'importante è che ti diverta e mantenga alta la tua motivazione nel lungo termine.

Ricorda di includere anche esercizi di resistenza nel tuo programma di allenamento. L'allenamento con i pesi o l'utilizzo di elastici ti aiuta a tonificare i muscoli e a bruciare più calorie. Inizia con pesi leggeri e aumenta gradualmente la resistenza man mano che ti senti più forte.

Infine, ricorda che l'allenamento non è l'unico fattore importante per perdere peso in modo sano. Una dieta equilibrata e uno stile di vita sano sono altrettanto fondamentali. Assicurati di seguire una dieta ricca di frutta, verdura, proteine magre e carboidrati complessi. Bevi molta acqua e riduci il consumo di cibi processati e zuccherati.

Creare una routine di allenamento sembra una sfida, ma con determinazione e impegno puoi raggiungere i tuoi obiettivi di perdita di peso e vivere uno stile di vita sano. Ricorda di ascoltare il tuo corpo e di fare sempre progressi gradualmente. Buon allenamento!

Supera gli ostacoli all'esercizio

L'esercizio fisico è un componente fondamentale per raggiungere uno stile di vita sano e raggiungere la perdita di peso desiderata. Tuttavia, per molte persone in sovrappeso, è difficile superare gli ostacoli che si frappongono tra loro e l'attività fisica regolare. Esploriamo alcune strategie utili a superare tali ostacoli e rendere l'esercizio un'abitudine sostenibile nella tua vita.

Uno dei principali ostacoli che molte persone affrontano è la mancanza di motivazione. Spesso, l'idea di iniziare un programma di allenamento sembra scoraggiante e faticosa. È importante ricordare che l'esercizio non deve essere per forza intenso o noioso. Trova un'attività che ti piace, come ballare, nuotare o fare una passeggiata in natura. L'importante è muoverti e divertirti nel farlo.

Un altro ostacolo comune è la mancanza di tempo. Le nostre vite sono frenetiche e trovare il tempo per l'esercizio sembra un'impresa impossibile. Tuttavia, ci sono molte soluzioni pratiche che puoi adottare. Ad esempio, puoi integrare l'attività fisica nella tua routine quotidiana utilizzando le scale invece dell'ascensore o camminare durante la pausa pranzo o telefonando. Inoltre, puoi pianificare sessioni di allenamento più brevi ma intense, che richiedono meno tempo ma offrono comunque benefici significativi.

Un altro ostacolo comune è la mancanza di supporto sociale. Avere persone che ti incoraggiano e sostengono nel tuo percorso di perdita di peso fa la differenza. Trova uno o più partner di allenamento o un gruppo di supporto con cui condividere le tue esperienze e motivarvi reciprocamente. Inoltre, coinvolgi la tua famiglia e i tuoi amici nel tuo cambiamento di stile di vita, in modo che possano comprendere e sostenere le tue scelte.

Infine, ricordati di ascoltare il tuo corpo. Se hai dolori o problemi di salute, consulta sempre il medico prima di iniziare qualsiasi programma di allenamento. Rispetta i limiti del tuo corpo così da evitare infortuni e mantenere l'esercizio come una pratica piacevole e sicura.

Superare gli ostacoli all'esercizio richiede impegno e determinazione, ma i risultati sono degni. Trova le strategie che funzionano meglio per te e non arrenderti mai. Ricorda che ogni piccolo passo verso uno stile di vita sano conta e ti avvicina sempre di più al tuo obiettivo di perdita e controllo del peso.

GESTISCI LO STRESS

Relazione tra stress e sovrappeso

Lo stress e il sovrappeso sono due problemi che spesso vanno di pari passo nella vita di molte persone. Quando siamo sotto pressione, tendiamo a cercare conforto nel cibo, spesso preferendo opzioni veloci e poco salutari che ci portano ad accumulare peso. Ma qual è la vera relazione tra lo stress e il sovrappeso? Come possiamo affrontare entrambi questi problemi in modo sano e efficace?

Lo stress è una risposta fisiologica del nostro corpo a una situazione percepita come minacciosa o impegnativa. Quando siamo stressati, il nostro corpo produce cortisolo, un ormone che influenza il nostro metabolismo e la nostra alimentazione. Alcune persone tendono a mangiare di più quando sono stressate, spesso cercando cibo spazzatura o di conforto per alleviare la tensione emotiva. Questo comportamento porta ad un aumento di peso e ad una spirale negativa di stress e sovrappeso.

D'altra parte, il sovrappeso è anche essere una fonte di stress. Le persone che lottano con il loro peso spesso si sentono insicure e frustrate e questo aumenta i livelli di stress. Inoltre, il sovrappeso porta a problemi di salute come il diabete, l'ipertensione e le malattie cardiovascolari, che alimentano ulteriormente lo stress.

Per affrontare questa relazione tra stress e sovrappeso, è importante adottare uno stile di vita sano e trovare modi alternativi per gestire lo stress. Praticare attività fisica regolarmente aiuta a ridurre lo stress e a mantenere un peso sano. Inoltre, è fondamentale seguire una dieta equilibrata e nutriente, evitando eccessi di cibo poco salutare.

Pertanto, anche la gestione dello stress è essenziale. Trova tecniche di rilassamento come lo yoga, la meditazione o il tai chi che ti aiutano a ridurre la tensione e migliorare il benessere generale. È anche importante che tu trovi attività piacevoli che ti distraggano dalla tentazione di mangiare in modo impulsivo quando sei sotto stress.

In conclusione, la relazione tra stress e sovrappeso è complessa ma gestibile. Adottando uno stile di vita sano, combinando attività fisica, una dieta equilibrata e tecniche di gestione dello stress, puoi affrontare entrambi questi problemi in modo efficace. Ricorda che prenderti cura di te sia a livello fisico che emotivo è fondamentale per una vita sana e la perdita di peso senza stress.

Tecniche di gestione dello stress

Lo stress è un fattore che spesso contribuisce all'aumento di peso e al mantenimento di uno stile di vita poco salutare. Per questo motivo, imparare a gestire lo stress è fondamentale se desideri perdere peso e vivere in modo sano.

Esistono diverse tecniche di gestione dello stress che aiutano a ridurre l'ansia e la tensione quotidiana. Una delle più efficaci è la pratica della meditazione. La meditazione ti consente di focalizzarti sul presente, di rilassarti e lasciare andare i pensieri negativi. Trova un momento e un posto tranquillo ogni giorno per meditare, ti porterà notevoli benefici per la mente e per il corpo.

Un'altra tecnica utile è l'esercizio fisico regolare. L'attività fisica non solo aiuta a bruciare calorie e a perdere peso, ma ha anche un effetto positivo sullo stress. Durante l'esercizio, il corpo rilascia endorfine, sostanze chimiche che migliorano l'umore e riducono lo stress. Scegli un'attività fisica che ti piace e dedicale del tempo ogni giorno. È un modo efficace per gestire lo stress e promuovere la perdita di peso.

La respirazione profonda è un'altra tecnica semplice ed efficace per ridurre lo stress. Respirare profondamente e lentamente. Ti aiuta a rilassare il corpo e a calmare la mente. Quando ti senti in stress, tendi a respirare in modo superficiale. Prenditi qualche minuto e focalizzati sulla respirazione. Fa una grande differenza.

Infine, non dimenticare l'importanza del riposo e del sonno di qualità. La mancanza di sonno aumenta i livelli di stress e influisce negativamente sulla perdita di peso. Assicurarti di dormire a sufficienza e adotta una routine di sonno regolare. Favorisce una mente più calma e un corpo più sano.

Impara a gestire lo stress, è un passo indispensabile per raggiungere uno stile di vita sano e perdere peso in modo duraturo. Prova queste tecniche e adattale alle tue esigenze, noterai subito la differenza nel percorso verso una vita più equilibrata e felice.

Strategie per evitare l'abbuffata emotiva

L'abbuffata emotiva, o l'abitudine di mangiare per compensare le emozioni negative, è una sfida comune per molte persone che cercano di raggiungere una vita sana e la perdita di peso. Riconoscere e affrontare questo comportamento è fondamentale per ottenere un successo duraturo nel raggiungimento dei tuoi obiettivi di peso.

Ecco alcune strategie utili per evitare l'abbuffata emotiva:

1. Pratica la consapevolezza. Prenditi il tempo per riflettere su cosa stai provando prima di raggiungere il cibo. Chiediti se hai davvero fame o se stai cercando di soddisfare un bisogno emotivo.

2. Trova alternative salutari. Invece di cercare il cibo come

conforto, prova ad esplorare altre attività che ti aiutino a gestire lo stress o le emozioni negative. Potresti provare a fare una passeggiata, ascoltare musica rilassante, tenere un diario delle emozioni o bere 2 bicchieri d'acqua.

3. Crea una routine di cura delle emozioni. Dedica del tempo ogni giorno al prenderti cura di te in generale. Ti aiuta a ridurre l'eventuale abbuffata emotiva. Trova attività che ti rilassino e ti facciano sentire bene, come prendere un bagno caldo, massaggiarti con una crema da corpo o leggere un libro o praticare lo yoga.

4. Identifica i tuoi bottoni emotivi. Fai attenzione alle situazioni o agli eventi che scatenano l'abbuffata emotiva. Potrebbe essere lo stress sul lavoro, una discussione col partner o la noia. Una volta identificati, pensa a modi sani per affrontarli senza ricorrere al cibo e applicali.

5. Cerca supporto. Parla con un'amicizia di fiducia o cerca un aiuto professionale. È estremamente utile nel gestire l'abbuffata emotiva. Condividi le tue esperienze e ricevi sostegno. Ti fa sentire meno la solitudine e più la determinazione di voler raggiungere i tuoi obiettivi.

Ricorda, l'abbuffata emotiva è una sfida comune, ma con la giusta consapevolezza e strategie, eviti di ricorrere al cibo per affrontare le tue emozioni. Sii gentile con te e prenditi cura del tuo benessere emotivo mentre impegni a raggiungere il tuo peso ideale e una vita più sana.

MANTIENI LA MOTIVAZIONE

Celebra i successi

Una delle chiavi fondamentali per raggiungere uno stile di vita sano e la perdita di peso è imparare a celebrare i successi lungo il percorso. Spesso ci concentriamo solo sugli obiettivi finali e trascuriamo i piccoli traguardi che raggiungiamo lungo la strada. Ma è importante ricordare che ogni passo avanti è un motivo per festeggiare e provare orgoglio per l'obiettivo raggiunto.

Quando inizi un percorso di salute e perdita di peso, è comune avere degli alti e bassi. Ci sono momenti in cui ti senti al massimo della motivazione e col pieno di energia, mentre in altri momenti cadi preda della demotivazione o pensi di rinunciare. È proprio in questi momenti che celebrare i successi diventa ancora più importante.

Ma cosa significa esattamente celebrare i successi? Può essere semplice come un piccolo gesto per premiare i progressi fatti. Ad esempio, potresti concederti un trattamento di bellezza, un massaggio rilassante o comprare un oggetto che ti piace. L'importante è riconoscere il tuo impegno e dedicarti del tempo tutto per te.

Inoltre, condividere i tuoi successi con gli altri è un'ottima fonte di motivazione. Parla con amici e familiari di ciò che hai raggiunto e lasciati incoraggiare dal loro sostegno. Puoi anche cercare una comunità online o un gruppo di supporto che condivide i tuoi obiettivi. Insieme, potrete celebrare i successi e superare le sfide.

Infine, non dimenticare di festeggiare i successi anche a livello interiore. Ogni volta che raggiungi un obiettivo o superi una sfida, prenditi un momento per apprezzare il tuo impegno e la tua determinazione. Ricorda che sei sulla strada giusta e che ogni successo ti avvicina sempre di più ai tuoi obiettivi.

Celebrare i tuoi successi è uno strumento potente per mantenere la motivazione e l'entusiasmo nel tuo percorso verso uno stile di vita sano e la perdita di peso. Non trascurare i piccoli traguardi, ma festeggiali e goditi il processo. La tua salute e il tuo benessere meritano di essere celebrati!

Affronta le ricadute

Nel percorso verso la perdita di peso e uno stile di vita sano, è inevitabile incontrare delle ricadute lungo il cammino. È importante capire che le ricadute fanno parte del processo e non devono essere motivo di sconforto o demotivazione. Affrontale con la giusta mentalità. È fondamentale per mantenere la motivazione e raggiungere i tuoi obiettivi.

Quando in sovrappeso, è comune cadere in tentazione e cedere alle vecchie abitudini alimentari poco salutari. Questo succede ad ogni persona, anche a chi ha adottato uno stile di vita sano da tempo. È importante ricordare che una ricaduta non significa fallimento, ma semplicemente un passo indietro sulla strada verso il benessere.

Per affrontare le ricadute in modo efficace, è utile seguire alcuni consigli pratici. Innanzitutto, è importante non farsi prendere dal senso di colpa o dalla sensazione di aver rovinato tutto. Accetta la ricaduta come parte del percorso e prendi atto delle tue azioni. È il punto di partenza per riprendere il controllo.

Un altro consiglio fondamentale è analizzare le cause che

hanno portato alla ricaduta. Identifica i fattori scatenanti, come lo stress o le emozioni negative. Ti aiuta a comprendere meglio i tuoi comportamenti alimentari e ad apportare le modifiche necessarie.

Una volta comprese le cause, focalizzati sull'obiettivo e riprendi il percorso verso uno stile di vita sano. Riprendi le buone abitudini alimentari e l'attività fisica regolare. Questa è la chiave per superare le ricadute e tornare sulla strada giusta.

Infine, è fondamentale che tu abbia un sostegno sociale. Condividere le tue esperienze con persone che si trovano nella tua tessa situazione è di grande aiuto. Trova un gruppo di supporto o un'amicizia con cui condividere i successi e le difficoltà. Ti fornirà l'incoraggiamento necessario per superare le ricadute.

Affrontare le ricadute è parte integrante del percorso verso uno stile di vita sano e la perdita di peso. Accettale, analizzale e superale con determinazione e supporto. Ecco i passi fondamentali per raggiungere i tuoi obiettivi. Ricorda che ogni piccolo passo avanti è un successo e che, anche se ci saranno ostacoli lungo il cammino, nulla può fermare la tua determinazione a vivere una vita sana e felice.

Coinvolgi amicizie e familiari

Quando intraprendi un percorso di perdita di peso e di adozione di uno stile di vita sano, coinvolgere amici e familiari fa la differenza. Infatti, avere un sistema di supporto solido e incoraggiante rende il viaggio verso la perdita di peso più piacevole e gratificante.

Innanzitutto, è importante che tu comunichi chiaramente ai tuoi cari il tuo obiettivo di perdere peso e adottare uno stile di vita più sano. Esprimi le tue intenzioni apertamente e sinceramente. Ti aiuterà ad ottenere il sostegno necessario. Spiega loro che la tua scelta di cambiamento non riguarda solo te, ma anche il desiderio di vivere una vita più sana e felice assieme.

Coinvolgere amici e familiari nella tua routine di esercizio fisico è un modo divertente per trascorrere del tempo insieme e allo stesso tempo raggiungere i tuoi obiettivi. Organizza camminate, corse o sessioni di allenamento in gruppo. Coinvolgi i tuoi cari in attività all'aperto come le passeggiate, il nordic walking o il trekking o il ciclismo. Ricordati che l'importante è divertirsi insieme e trovare modi per rimanere attivi.

Allo stesso modo, coinvolgere la famiglia nella preparazione di pasti sani è un'ottima opportunità per sperimentare nuove ricette e creare un ambiente alimentare sano. Chiedi ai tuoi cari di partecipare alla scelta degli ingredienti e alla preparazione dei pasti. In questo modo, promuovi scelte alimentari più salutari per tutti.

Infine, non dimenticate di celebrare i tuoi successi insieme alle tue amicizie e familiari. Condividi i tuoi progressi e conquiste, incoraggiandovi a vicenda lungo il percorso. Organizzate una cena in cui cucinare piatti sani e gustosi e festeggiate al raggiungimento di obiettivi intermedi. Circondarti di persone che ti supportano e incoraggiano renderà il tuo viaggio verso la perdita di peso molto più gratificante.

Ricordati che coinvolgere amicizie e familiari nel tuo percorso di perdita di peso rende l'intero processo più piacevole e sostenibile. Non aver paura di chiedere aiuto e coinvolgere le persone che ti sono care. Insieme, potete raggiungere i vostri obiettivi di perdita di peso e godervi una vita più sana e felice.

Continua ad impegnarti in una vita sana

Mantenere uno stile di vita sano è una sfida che richiede costanza e dedizione, soprattutto per chi lotta con il sovrappeso. Tuttavia, nonostante le difficoltà, puoi raggiungere il tuo obiettivo di perdere peso e vivere in salute.

Il primo passo verso una vita sana è l'impegno personale. Devi decidere di fare un cambiamento e con determinazione seguire una routine di esercizio regolare e una dieta equilibrata.

Non farti scoraggiare dai fallimenti occasionali, ma trova la motivazione per continuare ad impegnarti verso il tuo obiettivo.

Un'altra chiave per il successo è trovare un programma di perdita di peso che si adatti alle tue esigenze e al tuo stile di vita. Consulta chi è professionista del settore e assieme create un piano personalizzato per te. Ricorda che ogni persona è diversa e ciò che funziona per alcune potrebbe non funzionare per te. Propendi a provare nuove strategie e adattare il tuo programma di perdita di peso in base ai risultati ottenuti.

Inoltre, è importante che tu sperimenti diversi tipi di attività fisica per trovare quella che ti piace di più. Non è necessario che tu ti iscriva in palestra se non ti piace l'ambiente, è sufficiente fare lunghe passeggiate all'aria aperta o praticare uno sport che ti appassiona. L'importante è mantenere un'attività fisica costante per bruciare calorie e migliorare la tua forma fisica complessiva.

Infine, non dimenticare l'importanza di uno stato mentale positivo. Il percorso verso la perdita di peso è insidioso e pieno di ostacoli. Mantieni una mentalità aperta e fiduciosa. Cerca il sostegno di amicizie e familiari, partecipa a gruppi di supporto e lavora con chi può aiutarti a mantenere la motivazione e superare le difficoltà.

Ricorda, la perdita di peso e uno stile di vita sano sono un viaggio a lungo termine. Continua ad impegnarti verso i tuoi obiettivi e celebra ogni piccolo successo lungo il cammino. Con determinazione e perseveranza, raggiungerai il tuo peso ideale e godrai di una vita sana e appagante.

AFFRONTA I MITI E LE ASPETTATIVE IRREALISTICHE

Sfata i miti sulla perdita di peso

La perdita di peso è un argomento molto discusso e spesso circondato da una serie di miti e false credenze. È importante fare chiarezza su questi equivoci per poter seguire un percorso di dimagrimento sano ed efficace. Sveliamo alcuni dei miti più diffusi sulla perdita di peso e vediamo alcuni consigli pratici per raggiungere i tuoi obiettivi senza stress.

Mito 1: Saltare i pasti aiuta a dimagrire più velocemente.

La realtà è che saltare i pasti porta a una diminuzione del metabolismo e a una maggiore sensazione di fame, facendoti compensare con uno spuntino poco salutare. È importante invece seguire una dieta equilibrata, consumando pasti frequenti ma controllati per mantenere il metabolismo attivo.

Mito 2: Tagliare completamente i carboidrati aiuta a perdere peso.

I carboidrati non devono essere demonizzati. Sono una fonte importante di energia per il tuo corpo. È necessario scegliere carboidrati integrali come pane integrale, pasta e cereali, evitando invece quelli raffinati. È importante anche controllare le porzioni per evitare un eccesso di calorie.

Mito 3: Gli integratori miracolosi fanno dimagrire

rapidamente.

Non esistono integratori magici per la perdita di peso. Sono sempre da aggiungere a una dieta equilibrata e all'esercizio fisico regolare. Se senti il bisogno di integrare la tua alimentazione, consulta chi è competente in materia per ottenere consigli personalizzati.

Mito 4: L'attività fisica estenuante è l'unica strada per dimagrire.

L'attività fisica è importante per la perdita di peso, ma non è necessario esagerare. È sufficiente dedicare almeno 30 minuti al giorno a un'attività fisica moderata come una camminata veloce, il nuoto o il ciclismo. L'importante è essere costanti nel tempo.

Sfatare questi miti ti aiuterà a seguire un percorso di perdita di peso più sano e sostenibile. Ricordati di ascoltare sempre il tuo corpo, essere paziente e non cercare soluzioni miracolose. Con una dieta equilibrata, un'integrazione adeguata, l'esercizio fisico regolare e un atteggiamento positivo, raggiungerai i tuoi obiettivi senza stress.

Crea obiettivi realistici e sostenibili

Quando si tratta di perdere peso, è fondamentale stabilire obiettivi realistici e sostenibili. Spesso ci troviamo a voler ottenere risultati immediati e drastici, ma questo approccio è controproducente nel lungo termine. Per raggiungere una perdita di peso duratura e mantenere uno stile di vita sano, è importante adottare un approccio graduale e sostenibile.

Innanzitutto, è essenziale che tu stabilisca obiettivi realistici. Questo significa evitare di fissare traguardi irraggiungibili o poco pratici. Ad esempio, se desideri perdere 10 chili in una settimana è non solo irrealistico, ma anche pericoloso per la tua salute. È importante capire che la perdita di peso sana avviene gradualmente e che è necessario dare al tuo corpo il tempo necessario per adattarsi ai cambiamenti.

Un altro aspetto importante è la sostenibilità degli obiettivi. Non serve a molto perdere peso velocemente se poi lo riprendi nuovamente poco dopo. Per evitare il cosiddetto effetto yo-yo, è cruciale che tu adotti un approccio sostenibile alla perdita di peso. Ciò significa focalizzarti su abitudini alimentari sane e durature, piuttosto che su diete drastiche e temporanee.

Un modo per creare obiettivi realistici e sostenibili è di suddividere il percorso in tappe più piccole. Ad esempio, se il tuo obiettivo è di perdere 20 chili, focalizzati sul perdere 2-3 chili al mese, che sono circa 100 grammi al giorno. Questo rende il traguardo psicologicamente più gestibile e ti permette di mantenere la motivazione nel tempo.

Inoltre, è importante ricordare che la perdita di peso non è solo una questione di numeri sulla bilancia. Focalizzati anche sul miglioramento della tua salute generale e sul raggiungimento di uno stile di vita sano. Ciò include l'aumento dell'attività fisica, che aumenta la massa muscolare, l'adozione di una dieta equilibrata e gestire lo stress in modi positivi.

In conclusione, creare obiettivi realistici e sostenibili è fondamentale per una perdita di peso duratura e per uno stile di vita sano. Evita gli approcci drastici e concentrati invece su piccoli cambiamenti che puoi mantenere nel tempo. Ricorda che la perdita di peso è un impegno a lungo termine e che richiede pazienza e costanza.

Accetta che ogni percorso è unico

Nel cammino verso una vita sana e la perdita di peso, è fondamentale accettare che ogni percorso è unico. Ogni individuo ha le proprie caratteristiche, i propri obiettivi e le proprie sfide da affrontare. Non esiste una formula magica che funzioni per tutti allo stesso modo. È importante comprendere che ciò che funziona per una persona potrebbe non funzionare per un'altra.

Spesso ci lasciamo influenzare troppo dalle storie di successo di altre persone, pensando che seguendo lo stesso percorso otterremo gli stessi risultati. La verità è che ogni corpo è diverso e risponde in modo differente a determinati stimoli e strategie.

Quello che funziona per te potrebbe non funzionare per me, e viceversa.

Accettare che ogni percorso è unico significa anche accettarti come sei e accettare il tuo corpo. Non confrontarti sempre e solo con gli altri, ma piuttosto focalizzati su di te e sulle tue esigenze. Impara ad ascoltare il tuo corpo e ad adattare le tue strategie di perdita di peso in base alle sue risposte.

Ciò significa essere di mente aperta alle diverse possibilità e ai diversi approcci che ti possono aiutare a raggiungere i tuoi obiettivi. Sperimenta, prova nuove strategie e trova ciò che funziona meglio per te.

Accettare che ogni percorso è unico ti libera dallo stress e dalla pressione di dover seguire le stesse regole di tutti gli altri. Ti permette di essere più gentile con te e apprezzare ogni piccolo progresso che fai lungo il tuo cammino. Ricordati che la vita è un viaggio e che ogni passo che fai verso una vita sana è un successo da festeggiare.

Quindi, accetta che ogni percorso è unico e abbraccia il tuo viaggio verso una vita sana e la perdita di peso senza stress, consapevole che sei sul sentiero giusto, anche se sembra diverso da quello altrui, sempre con l'affiancamento di un/a professionista del settore.

MANTIENI I RISULTATI

Strategie per mantenere il peso raggiunto

Hai finalmente raggiunto il tuo peso ideale e ora ti chiedi come fare per mantenerlo nel tempo? Non preoccuparti, ecco alcune strategie efficaci per mantenere il peso raggiunto e vivere una vita sana senza stress.

La prima strategia fondamentale è di continuare ad adottare uno stile di vita equilibrato e sostenibile. Continua a mangiare in modo sano ed equilibrato scegliendo alimenti freschi, ricchi di nutrienti ed evitando i cibi trasformati e ricchi di zuccheri aggiunti. Ricorda che il segreto sta nell'equilibrio e nella moderazione.

Un'altra strategia importante è di mantenere un'attività fisica costante. L'esercizio regolare ti aiuta sempre a bruciare calorie e a migliorare la tua salute generale. Continua con l'attività che ti piace, che sia camminare, correre, nuotare o fare yoga, e continua a praticarla almeno 3-4 volte a settimana. Mantieni il tuo corpo attivo.

Un altro aspetto cruciale per mantenere il peso raggiunto è continuare a gestire lo stress. Continua ad applicare i tuoi metodi per rilassarti e gestire lo stress, come la meditazione, lo yoga o semplicemente dedicandoti del tempo. Adesso che hai imparato a riconoscere gli stati di stress, affrontali subito in modo sano e positivo.

Inoltre, ricorda l'importanza del supporto sociale. Mantieni attivo il coinvolgimento con familiari e amicizie nel tuo percorso di mantenimento del peso. Condividi con loro i tuoi successi e le sfide superate, così da tenere alta la tua motivazione e l'incoraggiamento necessario per perseverare fino a quando hai definitivamente assunto la nuova abitudine alimentare e il nuovo stile di vita sano.

Infine, ricordati di integrare se senti di non riuscire a dare al tuo corpo tutti i nutrienti necessari tramite l'alimentazione.

Mantenere il peso raggiunto è un impegno a lungo termine e richiede costanza e determinazione, ma con queste semplici e giuste strategie e l'approccio equilibrato, ti godi una vita sana e mantieni il tuo peso ideale con gioia.

Mantieni uno stile di vita sano a lungo termine

Per molte persone, mantenere uno stile di vita sano sembra una sfida insormontabile. Le numerose tentazioni che ci circondano e gli impegni quotidiani, spesso appaiono come ostacoli che ci trattengono dal prenderci cura di noi. Tuttavia, la nostra determinazione a fare dei cambiamenti ci guida a raggiungere e mantenere un peso sano e uno stile di vita equilibrato.

Il primo passo per mantenere uno stile di vita sano a lungo termine è adottare una mentalità positiva. Accetta il fatto che il percorso verso la salute richiede impegno e costanza. È fondamentale. Piccoli passi avanti fanno la differenza, quindi tieni alto il morale se i risultati sembrano non arrivare immediatamente.

Una delle chiavi per mantenere uno stile di vita sano è l'alimentazione. Impara a scegliere cibi nutrienti ed evita quelli ricchi di grassi saturi e zuccheri. È essenziale. Opta per una dieta equilibrata e completa dal punto di vista nutrizionale, ricca di frutta, verdura, cereali integrali e proteine magre. Ti aiuta a raggiungere e mantenere il tuo peso ideale.

Inoltre, l'esercizio fisico regolare è un altro elemento fondamentale per mantenere uno stile di vita sano. Trova un'attività fisica che ti piace e che si adatti al tuo stile di vita. Come già ripetuto, potrebbe essere una camminata quotidiana, una sessione di yoga o un'iscrizione in palestra. L'importante è che tu ti muova e faccia almeno 30 minuti di attività fisica al giorno.

Non dimenticare l'importanza del riposo e del controllo dello stress. Dormi a sufficienza e trova modi sani per gestire le tensioni. Come già detto, la meditazione, il tempo libero dedicato ai tuoi hobby preferiti, la socializzazione, contribuiscono a mantenere il tuo stile di vita sano per sempre.

Infine, ricordati di integrare se la tua alimentazione non è completa dal punto di vista nutrizionale o sufficientemente adeguata al tuo stile di vita. L'integrazione è la formula magica contemporanea che sopperisce la carenza di nutrienti nei cibi industriali, la mancanza di tempo per fare acquisti e cucinare e la fantasia in cucina.

Da ultimo, dai spazio all'acqua. Ricordati, 2 litri fuori dai pasti sono il minimo necessario per attivare il tuo metabolismo.

Il percorso verso uno stile di vita sano è più una maratona che una corsa. Abbi pazienza se le vecchie abitudini a volte tornano a galla, sorridi e continua. Goditi ogni piccolo successo lungo il cammino e non mollare mai. Con determinazione e impegno costante, raggiungerai i tuoi obiettivi di peso. Nel frattempo, acquisirai le nuove abitudini alimentari e di stile di vita. Sarai, pertanto, in grado di mantenere per sempre, comodamente e serenamente, la migliore versione di te.

Buon viaggio.

Andrea.

CONCLUSIONI

Riassunto dei principali punti trattati.

Riprendiamo ancora una volta i punti chiave trattati, affinché tu possa ripassare e assimilare definitivamente queste informazioni fondamentali per raggiungere i tuoi obiettivi di perdita di peso e stile di vita sano, in modo intelligente, senza stress e per sempre.

Abbiamo esaminato l'importanza di una corretta alimentazione. Come creare una dieta equilibrata, ricca di nutrienti essenziali quali frutta, verdura, cereali integrali e proteine magre. Come scegliere cibi freschi e limitare, fino ad eliminare, il consumo di cibi trasformati. Fondamentale per mantenere un peso salutare.

Abbiamo esaminato l'importanza dell'attività fisica. Come trovare il tipo di esercizio che più si adatta alle tue esigenze e integrarlo nella tua routine quotidiana. Come bruciare calorie e tonificare il tuo corpo, dall'aerobica al sollevamento pesi.

Abbiamo discusso l'importanza del riposo e del sonno di qualità. Come le abitudini di sonno influenzano il tuo metabolismo e il tuo benessere generale. Come migliorare la qualità del sonno e creare una routine di rilassamento prima di coricarti. Come creare un ambiente confortevole nella tua camera da letto.

Abbiamo esaminato l'importanza di mantenere una mentalità positiva e motivata durante il percorso di perdita di peso. Come affrontare gli ostacoli e superare le tentazioni incontrate lungo il cammino. Come essere gentile con te durante il percorso perché la perdita di peso è un processo graduale. Come integrare se la tua alimentazione è carente di nutrienti essenziali. Come farti accompagnare da chi è professionista nel settore.

Confidando che queste informazioni ti siano utili, ti auguro successo nell'attuare la migliore versione di te con gioia, leggerezza e tanta energia!

BIBLIOGRAFIA

Scarsi, Andrea 2024: Basta Sognare: Accettati Come Sei

Scarsi, Andrea 2019: Felici di Essere Felici: Il Grande Manuale della Felicità

Scarsi, Andrea 2013: Il Segreto della Meditazione: La Dimensione Silenziosa

Scarsi, Andrea 2014: L'Arte di Cambiare: Modella la Tua Vita

A PROPOSITO DELL'AUTORE

Andrea Scarsi, coach del benessere, mistico, metafisico, autore e musicista, nasce a Mestre nel 1955. A quindici anni inizia a praticare yoga, spiritismo e sperimentare con la telepatia. A diciotto, in seguito ad un'esperienza di quasi morte, contatta entità aliene e trans dimensionali e a diciannove si lancia nella macrobiotica e a ventuno nel Buddhismo Tibetano.

A ventiquattro, col primo viaggio in India, si ritrova vegetariano e nel mondo della meditazione guidato dall'India stessa e dal Maestro Spirituale Bhagwan Shree Rajneesh, ora conosciuto come Osho, dal quale riceve il nome Swami Prem Sandesh che indossa in ambienti specifici.

Ha viaggiato e viaggia spesso, soprattutto in India, risiedendo per lunghi periodi anche in Nepal e Filippine e nel Sud-Est asiatico Buddista: Giappone, Tailandia, Sri Lanka, Hong Kong, Laos, Cina e Tibet, esplorando, luoghi e culture, incontrando la gente e partecipando alle pratiche rituali e religiose.

Nel tempo approfondisce diverse tecniche meditative per il risveglio di coscienza, il riequilibrio energetico e l'evoluzione personale, che pratica e insegna conducendo gruppi, sessioni, conferenze e canti. Ha studiato filosofia, conseguito un dottorato in Metaphysical Science e vari diplomi quali: Holistic Life Coach, Gran Maestro Reiki, Maestro di Cristalli, Sciamanismo, Meditazione, Massaggio e Coach del Benessere. Si occupa anche di nutrizione cellulare e Network Marketing.

Nel 1991 sposa Krisana e risiede a Mestre.

Contattalo al suo indirizzo andrea.scarsi@yahoo.com e canale YouTube https://www.youtube.com/@ScarsiAndrea.

LIBRI DI ANDREA SCARSI

21 Giorni: Diario di un Ritiro Spirituale

A Proposito di Osho: Conferenze di Un Suo Discepolo

Basta Sognare: Accettati Come Sei

Benedizioni!: Dedicato a Osho

Benvenuti ad Atlantide: Cristalli e Chakra Riequilibrio di Primo Livello

Breve Storia Dei Sogni: Nella Visione Occidentale

Canalizzazioni Extraterrestri: Sindrome da Rapimento Alieno

Casa Dolce Casa Vendesi: Home Staging Facile

Dhyana Yoga: Unione Con L'Essenza

Dispense Reiki Primo Livello

Dispense Reiki Secondo Livello

Dispense Reiki Terzo Livello Master

Felici di Essere Felici: Il Grande Manuale della Felicità

Guarire Il Sé Ombra: Aneddoti Di Alleggerimento Di Carico

Il Lato Positronico: Ridondanze di Un Androide

Il Maestro e l'Assassino: Una Consueta Storia Zen

Il Segreto della Meditazione: La Dimensione Interiore

Il Segreto della Scienza Metafisica: Il Nostro Eterno Viaggio nell'Infinito

Il Silenzio dell'Assoluto: Satsang con Sandesh

Immagina: E Accelera la Tua Crescita Personale

Indaco Cristallo Arcobaleno e Diamante: Si Raccontano

La Cucina Vegetariana: Motivazioni Obiezioni Ricette

L'Arte della Persuasione: Come Raggiungere Eticamente i Propri Obiettivi

L'Arte della Preoccupazione: Come Entrarci e Uscirne a Piacere

L'Arte di Cambiare: Modella la Tua Vita

L'Arte di Invitare una Donna: Solo per Gentiluomini

Le Compatibilità Zodiacali: Trova l'Anima Gemella con l'Astrologia

Lettura dei Tarocchi: Manuale dei Significati di Base

Massaggio Olistico: Manuale delle Procedure di Base

Menando il Can per L'Aia: Un Dialogo Un Manuale

Notiziario Reiki: Delle Attività Mensili Svolte

Perle di Saggezza: Racconti di Ordinaria Metafisica

Risposte per l'Anima: Frammenti di Eterna Saggezza

Semi di Illuminazione: Il Buddha Interiore

Transizione Vegetariana: Per la Pecora che si Crede Leone

Viaggio nel Mondo di Sotto: Manuale di Procedura Sciamanica di Primo Livello

Zen Il Senso del Non Senso: Aneddoti di Deprogrammazione Sinaptica

MANTRA DI ANDREA SCARSI (SANDESH)

Mantras Maha Mantras
The Mantra Experiment
The Mantra Way
Om Namo Supernova
Amāvasya
Canzoni Per Il Maestro
Singoli
Satori Italiano
Lingamananda

Il mantra è un Essere Verbale che fa da ponte tra l'umano e il divino. Trasporta la nostra preghiera, ringraziamento e gratitudine. È un'entità a sé stante e quando lo recitiamo o cantiamo per comunicare con la dimensione superiore, oltre a parole e suono utilizziamo anche intenzione, energia, devozione e focalizzazione. Tutto questo ci eleva subito. Eleva il nostro stato emotivo e fa toccare Dio.

Il mantra è un evento introspettivo che si rivolge ai molteplici aspetti dell'Uno evocandone il nome simbolico: Shiva, Brahma, Vishnu, Ganesha, Laxmi, Sarasvati, Gurudev, Shanti. Tutti nomi che rappresentano l'infinita manifestazione del ciclo cosmico. Sono formule magiche atte a modificare il presente universale risolvendo l'apparente frammentazione e ricreando l'unione di coscienza con ciò che è.

Il mantra è da recitare e cantare senza interruzioni, per trasmettere il messaggio intero, e i momenti di respirazione sono tra una recitazione e l'altra. Perdiamoci nel mantra e lasciamo che il veicolo, l'umano e il divino diventino una sola cosa. Questa è la potenza del mantra. Lo recitiamo e andiamo sempre più dentro, fino a fondere ciò che eravamo prima, la nostra intenzione, la recitazione, il suono e l'energia collettiva e manifestare ancora una volta l'unità, lo yoga, l'assoluta presenza, il cui nome supremo è Om.

LIBRI DI ANDREA SCARSI IN INGLESE

Answers For The Soul: Fragments of Eternal Wisdom
Blessings! Dedicated to Osho
Extraterrestrial Channeling: Alien Abduction Syndrome
Happy To Be Happy: The Grand Manual Of Happiness
Home Sweet Home Staging: Easy Is Right
How To Ask A Woman Out: Gentlemen Only
Indigo Crystal Rainbow and Diamond: Tell Themselves
Journey To The Underworld: First Level Shamanic Procedures Manual
Make Your Own Vineyard: Ex Vite Vita
O Iguana! My Iguana! Herbivore is Beautiful
Pearls of Wisdom: Tales of Ordinary Metaphysics
Reiki First Degree Manual
Reiki Second Degree Manual
Reiki Third Degree Manual
Romance Ain't Love Pollution: Romance Will Never Die
Seeds Of Enlightenment: The Buddha Within
Stop Dreaming: Accept Yourself As You Are
Tarot Reading Essentials: The New Basic Meaning Manual
The Art of Persuasion: How to Achieve Your Goals Ethically
The Art of Worrying: How to Enter and Exit it at Will
The Master And The Assassin: An Ordinary Zen Story
The Secret Of Meditation: The Inner Dimension
The Secret Of Metaphysical Science: Our Eternal Journey Through Infinite
The Silence of The Absolute: Satsang with Sandesh
Vegetarian Cuisine: Reasons Objections Recipes
Walking The Dogs: A Dialogue A Manual
Zen The Sense Of Nonsense: Anecdotes For Synaptic Deprogramming

UN OMAGGIO PER TE

Al link seguente trovi un questionario che mi consente di determinare la correttezza della tua alimentazione: https://form.jotform.com/213275146529357.

Al link seguente trovi un questionario per candidarti a ricevere informazioni per collaborare con me e il mio team https://form.jotform.com/222335083199357.

Hai raggiunto la fine di *Sovrappeso? No Problem!*
Grazie di averlo letto.
Andrea Scarsi